Nursing Today
ブックレット・04

「聞こえにくい」をほっとかない

◉目次

近年、難聴と認知症の関係についての研究が進んでいます。二〇一七年にはアルツハイマー病協会国際会議で、「認知症の35％は修正可能なリスク要因に起因する。中でも中年期の難聴はそのうち9％を占める」ことなどが報告され、注目を集めました。

加齢性難聴への早期な対応は、高齢者の認知機能の低下を抑える可能性を高めると同時に、高齢者の生活の質を上げ、社会的孤立を防ぐことにつながると期待されます。

「聞こえにくさを抱える高齢者」には、ぜひ早めの耳鼻咽喉科受診をすすめてください。そして、本書が紹介する最新の聴覚トレーニングや聴覚ケアの知識、聞こえにくさを抱える方とコミュニケーションを行う際の工夫、加齢性難聴に対する社会的支援に関する情報等を、看護・介護の場面でお役立ていただければ幸いです。

（編集部）

「聞こえ」と脳の関係：加齢性難聴が生活にもたらすリスク

小川 郁
おがわ・かおる◉慶應義塾大学医学部 教授

1 超高齢社会における聴覚障害（難聴）の現状と問題点

わが国は、世界にも類を見ない超高齢社会を迎えています。内閣府『高齢社会白書』によれば、二〇二〇年の高齢化率（六十五歳以上の高齢者が総人口に占める割合）は28・9％にも達し、団塊世代の高齢者がすべて七十五歳以上の後期高齢者となる二〇二五年の高齢化率は30％に達するとされ（約三六〇〇万人）、二〇六五年には40％にも近づくと予測されています*。

これに伴って医療費も飛躍的に増加しており、厚生労働省としても早急の対応を求められています。高齢者が増えることによって加齢性難聴が増加することは当然のことですが、国立長寿医療研究センターが行っているコホート研究（ＮＩＬＳ－ＬＳＡ第６次調査〈２００８－２０１０〉）でも、す

＊内閣府：令和元年版高齢社会白書，2019〈https://www8.cao.go.jp/kourei/whitepaper/w-2019/zenbun/pdf/1s1s_01.pdf〉.

でに六十五歳以上の高齢者の難聴者は一五〇〇万人以上になっていると推計されています。また、世界的にも難聴者の増加が危惧されており、世界保健機関（ＷＨＯ）は、二〇一八年に約四億七千万人であった難聴者が二〇三〇年に六億三千万人、二〇五〇年には九億人に急増するとして、難聴対策が喫緊の課題になっていると指摘しています。

2　「聞こえにくい」とはどういう状態？

「聞こえ」の重要性は、コミュニケーションとのかかわりにあります。「聞こえ」の裏側には「言語（言葉）」があります。私たちは言葉を聞いて、頭の中でその言葉を理解し、自分の言葉として相手に返していますが、これがいわゆるコミュニケーションです。頭の中で聞いた言葉を理解する際には必ず、「楽しい」「悲しい」「嬉しい」「不快」といった感情（情動）が伴うなど、常に複雑な高次脳機能が働き、これが認知機能にも影響することになります。難聴は「微笑みの障害」と呼ばれるように、会話が聞き取れないと、何度も聞き返すことを避けて、笑ってごまかしてしまうことも少なくありません。このため相手から誤解されたり、疎外されたりして社会的に孤立するようになり、認知機能が低下、うつが進むことにつながります。

さて、難聴は多くの病気が原因となり生じる症状で、大きく伝音難聴と感音難聴に分類されま

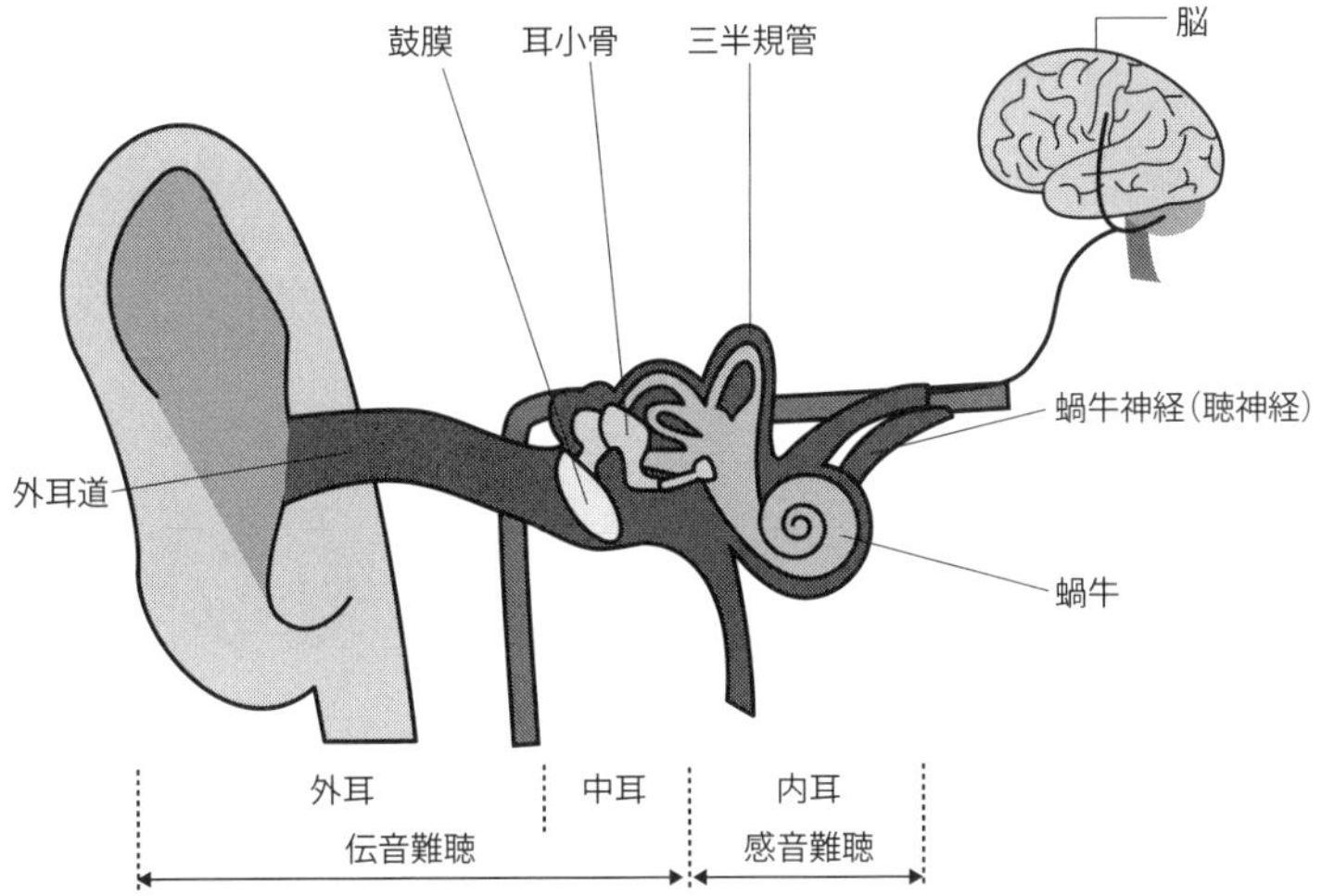

図1　耳の構造

す（**図1**）。伝音難聴と感音難聴が混在する場合は、混合性難聴と呼ばれます。音は外耳から入り、外耳道の奥にある鼓膜を振動させます。鼓膜の振動は鼓膜の奥の中耳（鼓室）という空洞にある「身体の中で最も小さい三つの耳小骨（つち骨、きぬた骨、あぶみ骨）」に伝わり、ここで増幅され内耳（蝸牛）に伝達されます。内耳には、音を感じるセンサーの役割を担う有毛細胞がピアノの鍵盤のように並んでいます。ピアノの鍵盤の役割をしているのが内有毛細胞で、約四千個が並んでいます。私たちの耳は20Hz（低い音）から2万Hz（高い音）までの幅広い音を聞き取る力があり、この四千個の内有毛細胞が聞き取っています。中耳に近い蝸牛は高い音、蝸牛の先の部分は低い音を担当しています（**図2**）。

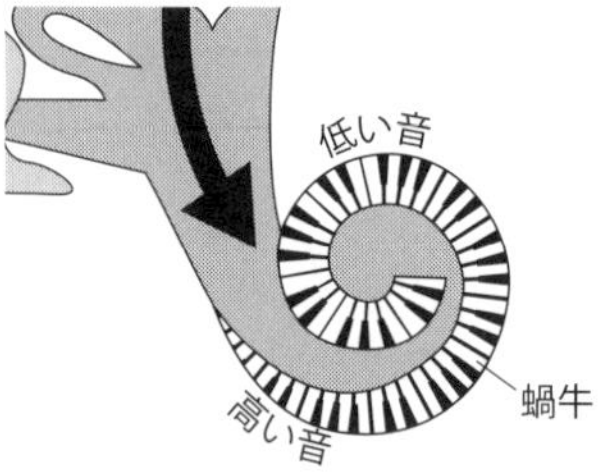

蝸牛の入り口付近の有毛細胞（右の写真）は高い音を感じ、奥に向かうにつれ低い音を感じるものになる

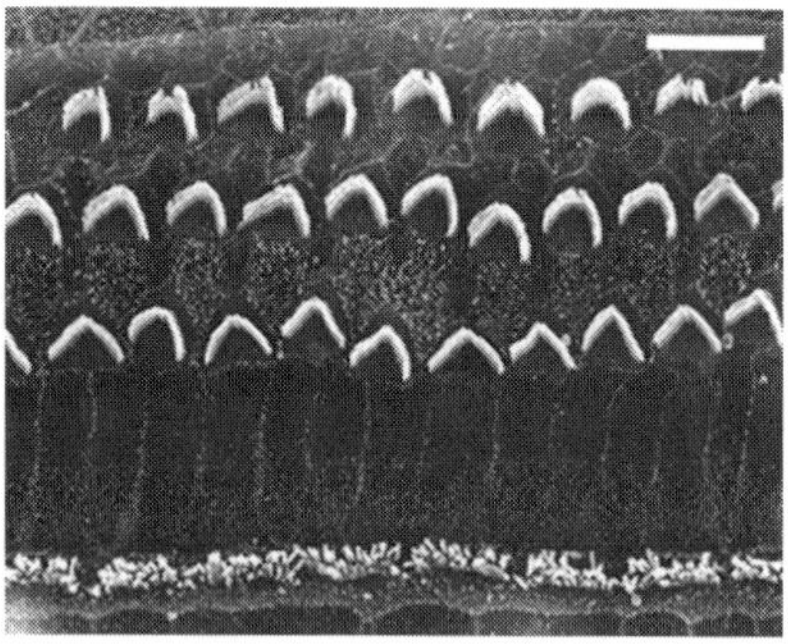

図２　蝸牛のイメージ図と有毛細胞

一方、内有毛細胞の三倍（約一万二千個）ある外有毛細胞は、周波数の聞き分け、すなわち言葉の聞き取りに重要な役割を担っています。内有毛細胞で聞き取られた音は、聴神経（蝸牛神経）に伝わり、脳幹に送られます。脳幹に入った音信号は、さらに六本の神経を乗り継いで聴覚中枢に達します。視覚の場合は、網膜から出た視神経は中脳で一回だけ神経を乗り継いで視覚中枢に達することから考えても、聞こえの神経回路がきわめて複雑であることがわかります。

難聴の程度はどれだけ小さい音まで聞こえるかで分類され、音の大きさは聴力レベル（dB：デシベル）で表現されます。25dB（木々のそよぎ音程度）まで聞こえれば正常聴力、25～39dB（小雨の音程度が聞き取れない）は軽度難聴、40～69dB（日常会話に支障を来す程度）は中等度難聴、70～89dB（ピアノの音が聞こえない）は高度難聴、そして90dB以上になると車のクラクションも聞こえない重度難聴となります。両耳

音の大小	程度分類（聴力レベル）	聞こえ方
0 10	正常 （25dB 未満）	聞き取りにくさは感じない
20　木々のそよぎ音（20dB） 30	軽度難聴 （25～39dB）	小さな声や、にぎやかな場所での 会話が聞き取りにくい
40　小雨の音（40dB） 50 60　日常会話（60dB）	中等度難聴 （40～69dB）	普通の大きさの会話で 聞き取りにくさや聞き間違いがある
70 80　ピアノの音（80dB）	高度難聴 （70～89dB）	非常に大きい声でないと聞き取れない。 補聴器を装用しないと会話が聞こえない
90 100 110　車のクラクション（110dB） 120　ジェット機の通過音（120dB）	重度難聴 （90dB 以上）	耳元で話されてもと聞こえない。補聴器を 装用しても聞き取れないことが多い

（dB）

図３　難聴の程度分類

の聴力が70 dB以上の高度難聴の場合は、身体障害者に該当することになります。中等度難聴になると補聴器が必要になり、70 dB以上の高度難聴になると人工内耳の適応を考える必要があります（**図３**）。

伝音難聴は外耳および中耳疾患によって生じ、耳垢栓塞《じこうせんそく》や各種の中耳炎、耳硬化症《じこうかしょう》が原因となりますが、鼓室形成術をはじめとする聴力改善手術などで難聴が改善する可能性があります。一方、感音難聴はさらに急性感音難聴と慢性感音難聴に分類され、急性感音難聴には突発性難聴やメニエール病、急性音響性難聴などがあり、早期の治療によって回復する可能性がありますが、加齢性難聴や騒音性難聴、遺伝性難聴などの慢性感音難聴の治療法はなく、補聴器や人工内耳などで介入することになります。

3　加齢性難聴とは

私たちの耳は、早くも三十歳代から加齢の影響が始まります。20Hz（低い音）から2万Hz（高い音）までの聞こえでは、高い音から加齢のために聞き取りが悪くなります。二十歳代に聞こえる「モスキート音（蚊の鳴くような音）」は、三十歳代には聞こえにくくなり、六十歳代になると言葉の聞き取りにも影響するようになります。加齢性難聴の特徴は両耳が同じように聞こえにくくなり、特に高い音から聞き取りが悪くなります（言葉の場合は母音に比べて子音の聞き取りが悪くなります）（**図4**）。

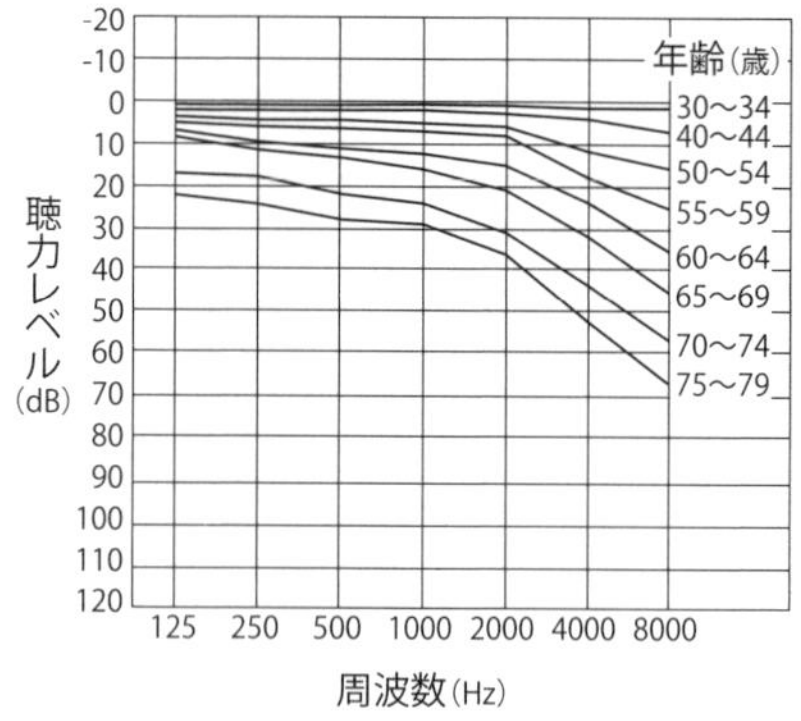

図4　加齢性難聴の進行

個人差が大きいのも特徴で、五十歳代で補聴器が必要になる場合がある一方で、八十歳になっても補聴器が必要ない人もいるように、難聴遺伝子によって個人差が大きくなると考えられています。

騒音の中での言葉の聞き取りが悪くなり、女性に比べて男性のほうが早く進行する、などが加齢性難聴の特徴です。生活習慣病の有無も影響するといわれています。内耳は小さな器官で、それだけ栄養する血管も細く、糖尿病や脂質異常症など血液が粘稠になる病態では内耳の循環障害が生じやすい、とされています。加齢性難聴では主に内耳の有毛細胞が障害されますが、有毛細胞は再生能をもたないため、現時点では加齢性難聴を改善させることはできません（**図5**）。しかし、現在、世界中で有毛細胞を再生させる薬剤の開発が進んでいますので、近い将来、慢性感音難聴の治療薬が臨床応用される可能性も高く、期待されています。

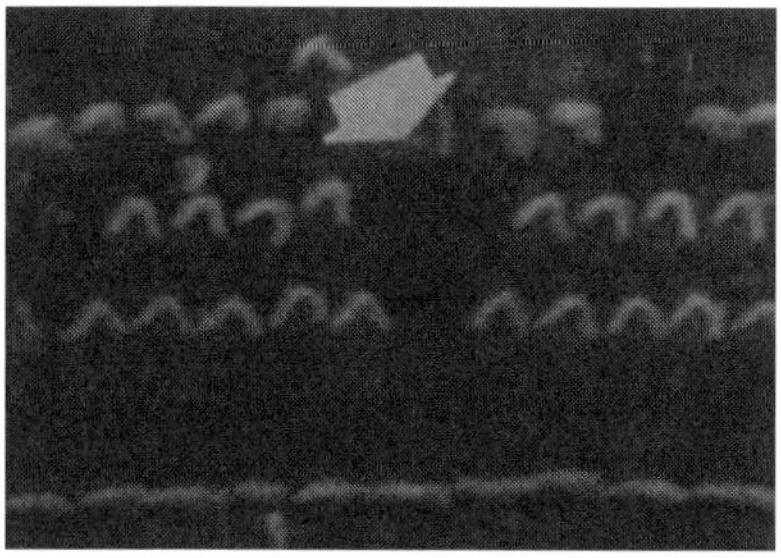

図5　加齢性難聴における有毛細胞の障害

4　「聞こえ」と脳にかかわる最新研究

超高齢化による認知症の増加も、大きな社会的問題となっています。障害調整生命年（disability-adjusted life year：ＤＡＬＹ）による分析によれば、わが国の疾患群では認知症をはじめとする精神神経疾患のインパクトが、悪性腫瘍や心血管病を抜いて一位となっています。ＤＡＬＹは、病的状態、障害、早死により失われた年数を意味した疾病負荷を総合的に示すものであり、まさに健康長寿を表す重要な指標ということができます。

二〇一五年、厚生労働省は「認知症施策推進総合戦略～認知症高齢者等にやさしい地域づくりに向けて～」として新オレンジプラン*を発表しました。認知症は、「アルツハイマー病やレビー小体病、脳血管疾患など、さまざまな原因によって脳に器質的障害が生じ、いったん正常に発達した知能が不可逆的に低下し、日常生活に支障をきたす状態」と定義されています。認知症患者数は二〇一五年の統計で約四六二万人、六十五歳以上の高齢者の約七人に一人が認知症と推計されています。認知症の予備群である軽度認知障害をＭＣＩ（mild cognitive impairment）と呼びますが、この軽度認知障害患者数も約四〇〇万人と推計されており、高齢者の約四人に一人が認知症またはその予備群ということになります。

超高齢化が進む中で、今後も認知症患者は急速に増加すると見込まれております。団塊世代の高齢者がすべて七十五歳以上の後期高齢者となる二〇二五年には、認知症患者と軽度認知障害患者がともに約七〇〇万人、つまり合わせて一四〇〇万人に達すると予測されており、認知症対策はわが国の医療にとって喫緊の課題となっています。新オレンジプランでは認知症発症予防を推進しており、「加齢、遺伝性のもの、高血圧、糖尿病、喫煙、頭部外傷、難聴等」を認知症の危険因子、「運動、食事、余暇活動、社会的参加、認知訓練、活発な精神活動等」を認知症の防御因子として、それぞれに対しての対応の必要性を示唆しています。

二〇一七年、アルツハイマー病協会国際会議（Alzheimer's Association International Conference）（A

＊厚生労働省：「認知症施策推進総合戦略～認知症高齢者等にやさしい地域づくりに向けて～（新オレンジプラン）」，2015〈https://www.mhlw.go.jp/stf/houdou/0000072246.html〉.

ＡＩＣ２０１７）では、グローバルな認知症症例の三分の一以上（35％）が、個人のリスクに影響を与える生活習慣要因に対処することで予防できる可能性があると報告されています。これらの潜在的に修正可能なリスク要因は、老後だけでなく、人生の多岐にわたる段階で確認されています。この35％のうち、中年期の難聴に対しての介入により9％が修正可能とし、すべての修正可能なリスク要因の中で難聴が最も高いリスク要因であることを報告しました[1]。つまり、中年期に難聴がある場合は、早めに補聴器装用することが重要であるといえます。

二〇〇〇年頃から、世界的な高齢化の進行とともに加齢性難聴と認知症との関係についてのより大規模な疫学的研究が報告されるようになりました。難聴と記憶力の低下の関連や、視力障害とともに聴覚障害も認知機能低下に関連することが指摘されるようになりました。二〇一一年に米国ボルチモア（ジョンズ・ホプキンス大学）で行われたコホート研究の結果から、難聴によって認知機能が有意に低下し、軽度から中等度の難聴を放置すると七歳以上の人の認知機能と同じレベルになり、ＭＲＩでも難聴者では全脳および右側頭葉の領域容積減少が認められることが報告されました。その後、フランスや英国でも大規模なコホート研究が報告され、難聴と認知機能との間には有意の関連があり、特に難聴者の社会的孤立が認知機能に最も影響することがわかりました。

また、筆者らは、群馬県のある地域で「地域在住高齢者の聴覚障害とうつに関するコホート研究」を行いましたが、その結果、難聴を有する場合、特に男性で三倍以上、女性では二倍以上うつになりやすく、難聴者に補聴器を装用してもらうことによってうつのなりやすさが減少することがわかりました。男女差に関しては、同様の米国での研究では女性のほうがうつになりやすいという報告がなされていることから、民族的・文化的な問題なのか地域的な問題なのか、さらなる検証が必要ですが、難聴がうつと密接に関係していることは明らかです。

このような世界的な流れの中で、二〇一七年、一般社団法人日本耳鼻咽喉科学会が主催して、健康寿命の延伸のために認知症・うつ病と難聴の関係を明らかにすることを目的とした「難聴と認知症・うつ病に関する国際シンポジウム」が開催されました＊。WHOからシェリー・チャーダ博士、ジョンズ・ホプキンス大学からフランク・R・リン教授、ボルドー大学からエレナ・アミーバ教授が参加しました。また、二〇一九年、再度、シェリー・チャーダ博士を招いて、その第二回目となる「難聴と補聴器に関する国際ワークショップ２０１９」が開催されました。

5 運動機能・活動性の低下による社会的孤立を防ぐことの重要性

難聴による社会的孤立を防ぐためには、三位一体の対応が必要とされています。第一に、難聴の的確な診断、そして補聴器装用が必要とされた難聴者に可及的早期に補聴器適合を行うことです。次に、単に補聴器を装用するだけではなく、補聴器装用による聴覚トレーニングを行うことです。

＊一般社団法人日本耳鼻咽喉科学会：“難聴と認知症・うつ病”に関する国際シンポジウム, 2017〈http://www.jibika.or.jp/members/video/index.html で動画視聴が可能〉.

聴覚トレーニングでは、たとえば単に補聴器装用で受動的に言葉を聞き取るだけではなく、文章を音読、特になるべく速く音読することで脳が活発に活動することがわかっていますので、日常的に音読の習慣をつけることが大切だと思います。また、独居の高齢者が増加する中で、なるべく双方向的な会話をする機会が多くなるような地域的なコミュニティを整備することも、行政的な課題となっています。

〈引用文献〉

1 The Lancet Commissions : Dementia prevention, intervention, and care. Lancet, 390 (10113) : 2673-2734, 2017.

著名人と難聴、補聴器の装用

難聴といって誰もが思い浮かべる人は、ヘレン・ケラー（敬称略）でしょう。ヘレン・ケラーは1880年6月27日、米国アラバマ州で生まれました。1歳半のときに髄膜炎に罹患、視覚と聴覚を完全に失い、そのため言語機能も発達され、三重苦を有することになりましたが、アン・サリヴァン先生との出会いと触覚を利用した指文字によってコミュニケーション能力を獲得することになります。特に、英語だけではなくフランス語、ドイツ語、ラテン語、古代ギリシャ語にも精通するという努力と天性的才能を発揮し、世界的に活躍しました。

ヘレン・ケラーの生涯は、“The Story of My Life（邦訳『わが生涯』など）”という自伝で知ることができます。その後、1910年の手紙で、ヘレン・ケラーは、「耳が聞こえないということは、目がみえないことより重大だとは言わないまでも、より深刻で複雑だ。かけがえのない刺激である人間の声—言語をもたらし思考のきっかけとなる声—が伝わってこないからだ」「もし、神様が一つの能力を授けてくださるのであれば、聞こえるようになりたい。一度でいいから母親の声を聞いてみたかった」と述べています。「言語をもたらし思考のきっかけとなる声が伝わってこない」という難聴の問題点を、的確に表しているといえます。

また、難聴に罹患した有名人としてルートヴィヒ・ヴァン・ベートーヴェンがいます。ベートーヴェンはドイツ出身で誰もが知る最も有名な作曲家であり、難聴のために「ハイリゲンシュタットの遺書」を認め、自殺も考えましたが、その後、難聴を克服して名曲を創り続けました。ベートーヴェンの難聴の原因には諸説がありますが、ベートーヴェンのピアノには骨導を利用してピアノの音を聞いていたと推測される跡があり、伝音難聴の要因がある蝸牛型耳硬化症であったという説が有力です。一方、ベートーヴェンの毛髪の分析から高濃度の鉛が検出されたことによりアルコール中毒であったベートーヴェンが当時ワインに含まれていた鉛中毒で難聴になったという説や、内耳梅毒であったという説もありますが、その詳細は未だ不明です。

近年、難聴で補聴器を装用している有名人が、SNSなどで補聴器の装用を公表しています。元米国大統領のビル・クリントンは、20歳代からのジャズクラブでのサックス演奏によって騒音性難聴となり、40歳代から補聴器を装用していたそうです。“The Who（ザ・フー）”というロックバンドのリードギタリストであるピート・タウンゼントも、自らの音楽活動によって難聴になり、“The H.E.A.R.”という財団を創設して音楽家に対して難聴の危険を啓発する活動を行っています。

最近では、浜崎あゆみさんやKinKi Kidsの堂本剛さんが突発性難聴に罹患したことや、元ザ・スパイダーズの井上順さんや評論家・作家の鳥越俊太郎さんが両耳の感音難聴で補聴器を装用していることなどが公表されています。

column

「聞こえ」と「認知症」のセルフチェックを

「聞こえ」と「認知症」は目に見える障害ではなく、自らチェクしていく必要があります（**表1**、**表2**）。

「聞こえ」に関するセルフチェックは国際的にも話題となっており、昨年、WHOは“hear WHO”という「聞こえ」のセルフチェックができるアプリケーションを公表しました（**図6**）。App StoreやGoogle Playから無料ダウンロードできるので試していただきたいのですが、現状は英語版のみで日本語版の作成は検討中となっています。

各チェックリストで3～5項目程度が当てはまる場合は、要注意といえます。

表1　聞こえの自己チェックリスト

1．会話中に聞き返す
2．後ろから呼ばれても気づかないことがある
3．聞き間違いが多い
4．数人の会話やうるさい場所での会話が聞き取れない
5．遠くからきた車の接近に全く気がつかないことがある
6．電子レンジやドアのチャイム、体温計の音などの生活音が聞こえにくい
7．相手の言ったことを推測で判断することがある
8．テレビやラジオの声量が大きいと言われる
9．大きな音で音楽をよく聴いたり、騒音の多い場所で過ごすことが多い
10．親族に難聴者が多い、生活習慣病が多い

（出典：日本補聴器工業会ニュースレターより一部改変）

表2　認知症の自己チェックリスト

1．最近、特に理由はなく、趣味をやめた
2．レジで小銭を出さなくなった
3．同じ商品を買ってしまうようになった
4．ニュースを見なくなった、新聞や雑誌を読まなくなった
5．連続テレビドラマを見なくなった
6．水道を出しっぱなしにすることが多くなった
7．歩くのが遅くなった、転びやすくなった
8．道に迷うことが多くなった
9．怒りっぽくなった
10．料理の段取りに手間取るようになった

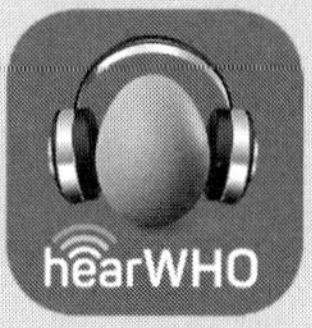

図6　hear WHO（無料アプリ）

（Reproduced with permission of the World Health Organization〈https://www.who.int/health-topics/hearing-loss/hearwho〉）

郵便はがき

料金受取人払郵便

小石川局承認

9856

差出有効期間
2023年5月31日
まで(切手不要)

112-8790

105

東京都文京区関口
二ノ三ノ一

(受取人)

株式会社
日本看護協会出版会
編集部　行

ご住所□□□-□□□□ (自宅・勤務先) Tel - -	
フリガナ お名前	年齢 歳
ご職業　看護師・保健師・助産師・教員・学生・その他( )	
ご勤務先・学校名 ご所属部署・病床数 ( )床	
□学生 ( )年生 (1.大学院 2.大学 3.短大 4.専門学校 5.高等学校 6.その他) □教員 職歴( )年 (1.大学 2.短大 3.専門学校 4.高等学校 5.その他) 担当科目 ( ) □臨床 職歴( )年 (1.部長 2.師長 3.主任/副師長 4.スタッフ) □訪問看護師 職歴( )年 (1.管理職 2.所長 3.スタッフ) □資格 専門分野( ) 認定分野( ) その他( )	

☆今後の出版企画の参考にいたしますので下欄にご記入のうえご投函をお願い申し上げます.（抽選で粗品を進呈いたします.）

■今回お買い上げいただきました書籍のタイトルは？

（　　巻・号）

■本書を何でお知りになりましたか？

1.書店店頭　2.病院の紹介　3.学校の紹介　4.知人の紹介
5.雑誌等広告：「看護」・「コミュニティケア」・「協会ニュース」
6.書評・紹介記事：媒体名（　　　　）
7.ホームページ：弊社・他社（　　　　）
8.学会展示　9.その他（　　　　）

■本書についておたずねします.

①本書の内容はあなたのご期待に応えられるものでしたか？

1.期待以上　2.期待どおり　3.まあまあ　4.期待はずれ

※理由を教えてください.

②本書の内容全般についてのご意見・ご感想をお聞かせください.

■本書以外に最近購入された看護関係の書籍タイトルは？

■今後，出版を希望される書籍のテーマ・内容は?

■弊社からの新刊案内等を希望されますか？

□メールによる新刊案内(月1回のメルマガ形式・プレゼント情報あり)等を希望する(E-mail:　　　　)

□希望しない

★ご愛読およびアンケートへのご協力ありがとうございました.
弊社ホームページ(https://www.jnapc.co.jp)や広告などで，匿名にてご紹介させていただくことがございます.

★個人情報は厳重に管理いたします.

加齢性難聴のリスク因子と予防

すがはら・かずま◉山口大学大学院医学系研究科耳鼻咽喉科学 准教授
やました・ひろし◉山口大学大学院医学系研究科耳鼻咽喉科学 教授

菅原 一真・山下 裕司

1 加齢以外のリスク因子

加齢に伴って難聴が進行することは広く知られていますが、加齢に加えてさまざまな条件が難聴の進行を促進します。疫学調査からは、遺伝学的要因、人種、性別、騒音への曝露歴、喫煙、飲酒、耳疾患、糖尿病、高血圧、脂質異常症などの合併などが知られています。

性別の影響については、以前から、男性のほうが女性より加齢性難聴が進行しやすいとする報告がされています。日本人を対象とした研究では、4000Hz、8000Hzといった高音域の聴力は、高年齢層になると男性で優位に悪化しています。別の調査でも、高音域の聴力は男性のほうが年齢とともに悪化しやすい結果となっています。

表1　WHOが示した音響曝露基準（1日当たりの許容基準）

音圧レベル（dBSPL）	1日当たりの許容基準	音の種類
130	1秒未満	航空機の離陸の音
125	3秒	雷
120	9秒	救急車や消防車のサイレン
110	28秒	コンサート会場
105	4分	工事用の重機
100	15分	ドライヤー
		地下鉄車内の騒音
95	47分	オートバイ
90	2時間30分	芝刈り機
85	8時間	街頭騒音
75	リスクなし	掃除機
70		洗濯機、乾燥機
65		エアコン
60		イヤホンでの適度の音量設定

（出典：一般社団法人日本耳鼻咽喉科学会ウェブサイトより一部改変）

男性で難聴が進行しやすい理由については諸説があり、男性のほうが音響曝露の機会が多いことや、血管障害の頻度が多いことなどが推定されています。しかし、男女の生活様式が近年似たものになりつつあることから、昔と比べるとその差は縮まってきています。

性別の聴力差の原因としても挙げられる「強大音の聴取」は、難聴を促進する大きなリスク因子となります。比較的急性に発症するものは、音響の強さで分類されます。爆発音によって生じる音響外傷、比較的大きな音によって生じる急性音響性難聴、いわゆるディスコ難聴やコンサート難聴に分類されています。また、慢性的な音響曝露によって生じるものを、騒音性難聴と呼びます。**表1**に、WHOが示した音の種類と許容時間を挙げました。より大きな音のほうが一日当たりの許容時間が短いことが示されています。

音響曝露によって難聴が生じる機序については、多くの研究があり、神経伝達物質であるグルタミン酸や活性酸素、炎症性サイトカインの過剰産生によって内耳の有毛細胞が障害されることが、関係しています。

当科の動物実験で得られた内耳有毛細胞障害の様子を**図1**に示します。モルモットを103dBの騒音に曝露した一週間後には多くの有毛細胞が障害されていることが観察され、難聴になっていることもわかりました（**図1**の左）[1]。哺乳動物の有毛細胞は再生されないことから、ひとたび障害を受けると生涯にわたって難聴が持続します。現時点では有効な治療法はなく、予防が重要です。

また、糖尿病も加齢性難聴を進行させるリスク因子と考えられています。糖尿病患者は、最近の生活習慣・社会環境の変化によって増加しており、一千万人を超えると試算されています。糖尿病の慢性合併症としては、網膜症、腎症、神経障害が糖尿病性三大合併症とされますが、いずれも臓器の微小血管の障害が原因となっており、微小血管に栄養されている小さな臓器である内耳も例外ではありません。

また、さまざまな耳疾患が難聴の原因となることは明らかです。加齢による難聴が軽微であっても、その他の耳疾患が合併すると難聴の程度が増悪し、日常生活に影響します。高齢者に多い耳疾

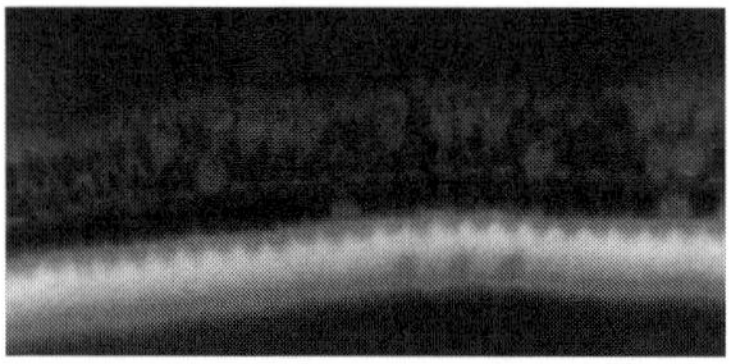

強大音暴露後１週間で内耳の感覚細胞が障害され減少していることが実験動物で観察された。

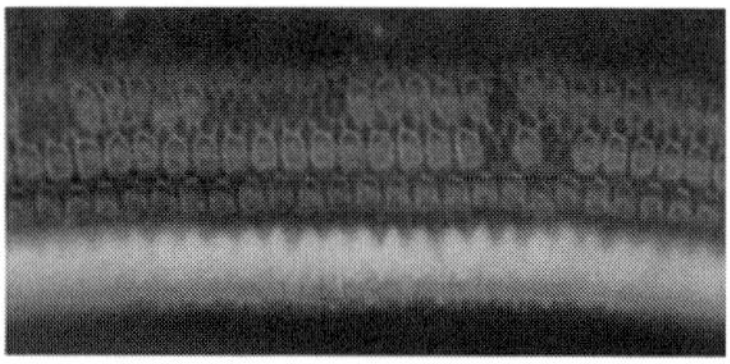

曝露前にコエンザイム Q10 を投与することで、感覚細胞の障害が抑制された。

図１　強大音に曝露した後の内耳感覚細胞障害

患としては慢性中耳炎の頻度が高いと報告されています。

2　予防と生活習慣の見直し

加齢性難聴は高齢者における生活の質（ＱＯＬ）を著しく障害する疾患の一つです。社会の高齢化が進めば、加齢性難聴の問題は今後ますます深刻化することが懸念されます。内耳有毛細胞の障害は、現時点では回復困難とされていることから、その予防が重要になります。加齢性難聴を進行させるリスク因子は前項で挙げましたが、その予防戦略としては、騒音曝露の機会減少、生活習慣病対策などが重要です。

音響曝露を軽減する一つの方法として、「防護具の使用」があります。爆発音に曝露する可能性が高い職業、たとえば航空機関連の業務や軍隊・警察の行う射撃訓練等の場面では、必要に応じて耳栓やイヤーマフ等の保護具を着用します。また、ロックコンサートやディスコに行く機会が多い方にとっても、耳栓は必要です。これらの防護具は強大音を物理的に遮断することで、内耳の保護に有用です。

一方、最近では、デジタル音楽再生機器による聴力への影響が懸念されるようになってきています。近年のデジタル音楽再生機器はより長時間の音楽を再生できる機能があることや、多くの若者が利用するようになったことから、世界中で問題となっています。二〇一九年、WHOと国際電気通信連合（ITU）は、十二歳〜三十五歳の若者のほぼ半数にあたる十一億人が難聴のリスクにさらされているとして、これらのデジタル音楽再生機器に関する新規格*を発表しました。その中では、「個人への音響曝露量を追跡して、音響許容量を一週間に成人では80dB、小児では75dBを四十時間までにすべき」としており、「音響曝露状態を表示する機能」や「音量制限機能」を搭載することを推奨しています。

糖尿病に代表される「生活習慣病」に留意することも、難聴の予防のために重要です。一般的に広報されるように、「適度な運動」「カロリーや栄養素を意識した食事」「喫煙、アルコール摂取の制限」「健康な睡眠」など、多方面から健康に留意した生活が望まれています。

また、加齢性難聴を予防できる薬物に関する研究も多く報告されています。たとえば、α-リポ酸とアセチル-L-カルニチン、アスタキサンチン、コエンザイムQ10、ケルセチンなどのサプリメントも、活性酸素を抑制する機序から予防効果が期待されています。

また、栄養素では、ビタミンAやビタミンE、ビタミンC、リコピン、リボフラビン、βカロテン、

＊ https://apps.who.int/iris/bitstream/handle/10665/280085/9789241515276-eng.pdf

マグネシウム、オメガ3多価不飽和脂肪酸を含む野菜類や青魚などの食品摂取による予防効果も報告されています。

3 「定期的な検査」で難聴の兆候の早期発見を

加齢性難聴は、誰にでも生じる可能性があります。また、気づかないうちに徐々に進行する可能性もあります。最近の研究ではうつ病や認知症の原因となり得る疾患とされており、その予防のためにも、少しでも難聴を自覚する場合には、定期的な聴力検査を受けることが重要です。難聴を早期に発見することで適切な時期に補聴器装用を開始でき、すでに補聴器を装用している場合には難聴の進行に応じて調整することが可能となります。

〈引用文献〉

1 Hirose Y. et al. : Effect of water-soluble coenzyme Q10 on noise-induced hearing loss in guinea pigs. Acta Otolaryngol, 128 (10) ; 1071-1076, 2008.

加齢性難聴に対する適切なケア：補聴器と聴覚トレーニング

新田 清一

しんでん・せいいち◉済生会宇都宮病院耳鼻咽喉科 主任診療科長・聴覚センター長

1 「聞こえ」の診断

難聴を自覚して耳鼻咽喉科を受診された患者さんには、まずは本人が難聴で何が困っているかを問診します。難聴によって困ることには、**表1**で挙げるようなことがあります。困っていることが一つでもあれば、補聴器を検討していくことになります。

次に検査に入りますが、まず一般的な耳鼻咽喉科の検査として「耳鏡《じきょう》検査」を行います。耳鏡という医療器具を使い、外耳道や鼓膜の状態を調べます。たとえば、外耳道に耳垢《みみあか》がたまっていれば、それが難聴の原因となります。

続いて、聴力検査です。まず、「純音聴力検査」を行います。この検査には、「オージオメーター」

表1　難聴で困ること

- 会話をしているときに聞き返すことがある
- 後ろから呼びかけられると気づかないことがある
- 聞き間違いが多い
- 車の接近に気づかないことがある
- 「話し声が大きい」と言われる
- 会議など数人の会話で聞き取れないことがある
- 雑音があると聞き取りづらい
- 家族に「テレビの音量が大きい」と言われる

という装置を用います。防音室に入ってヘッドホンを装着し、音が聞こえてきたらボタンを押します。通常、低音の１２５Hzから高音の８０００Hzまでの範囲で、音の高さを変えて、どこまで小さな音が聞こえるか（閾値《いきち》）を調べます。

この検査には、「気導検査」と「骨導検査」の二つがあります。気導とは、話し声や物音、音楽など、空気が振動することで音が伝わるしくみです。これに対して、骨導は、骨から直接、内耳（聞こえの神経）に音が伝わるしくみをいいます。骨導検査では、外耳や中耳を通さない音の伝わり方を調べます。この検査で異常が出るということは、内耳から脳に至る聞こえの神経のどこかに障害が生じていることを示します。二つの検査を比べることによって、難聴の原因を調べます。

その結果、音がうまく伝わらないために起こる「伝音難聴」か、音をうまく感じ取れないために起こる「感音難聴」か、その両方に障害がある「混合性難聴」かがわかります。また、聴力検査によって、どの音域が聞こえていないのかがわかりますが、これが補聴器によって音を入れる際の基本データとなります。

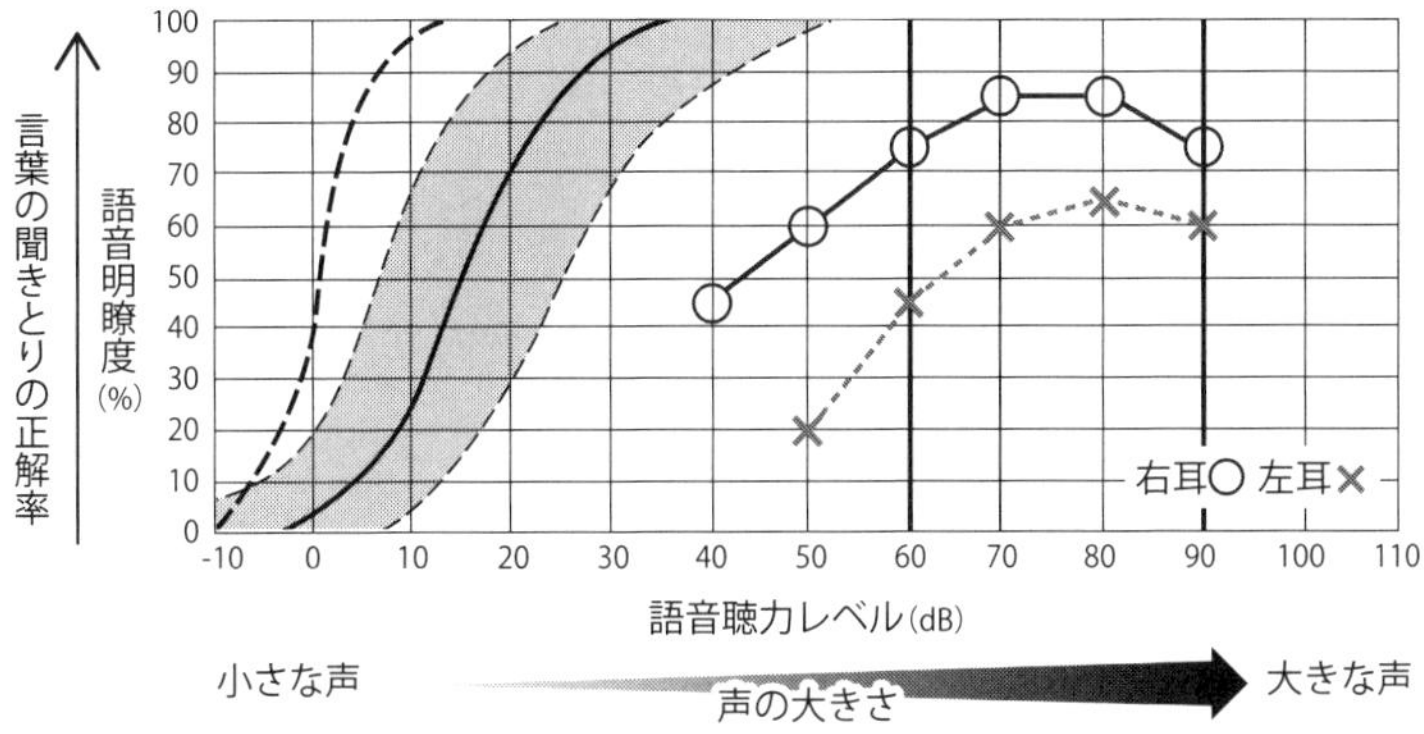

図1　語音聴力検査（言葉の検査）

以上の耳鏡検査と純音聴力検査によって、治せる病気・治療すべき病気（耳垢栓塞《じこうせんそく》、中耳炎、早期の突発性難聴など）か、治せない病気（加齢性難聴、騒音性難聴など）かを診断します。治せる難聴であれば、その原因となっている疾患の治療を行うことが先決となります。たとえば、耳垢塞栓の場合は、耳垢を取り除くことで難聴が改善します。中耳炎の場合は、投薬や手術により改善する可能性があります。加齢性難聴や騒音性難聴、突発性難聴の治療が遅れて難聴が固定化した場合などは、治療が難しいため補聴器の装用を検討することになります。

　言葉の聞き取りの検査である「語音聴力検査」（**図1**）も行います。ヘッドホンから、「タ」や「キ」など一文字ずつの音（五十音）が聞こえてきます。聞き取った語を答えることで、どのくらい聞き取れたかの正解率を調べます。難聴になると、音は聞こえていても、言葉がはっきりと聞き取れないことがしばしばあります。この検査では、どの程度の大きさの声で、どれくらい正しく聞き取れるかを調べます。そして、正解率を調べることで、補聴器を使ったときの効果が予測できるのです。

2　補聴器の適応

前述の検査によって、現在の状態が把握できました。加齢性難聴のように治療が難しく、治せない難聴である場合は、補聴器を使うかどうかを検討することになります。

補聴器の適応となる人の条件は、二つあります。

①聴力検査にて両耳、もしくは、片耳に難聴があると診断された

②難聴による不自由があり、「改善させたい」という意志がある

①の条件は当然として、大事なのは②の条件です。補聴器による治療がうまくいくためには、補聴器の調整とトレーニングが必要です。ある程度のトレーニング期間が必要で、時間も手間もかかります。また、補聴器は、眼鏡のようにかければすぐになじめるというものではありません。最初のうちは、不快感やつらさに耐えることが求められます。つまり、補聴器による治療がうまくいくためには、いくつかのハードルがあります。こうしたハードルを乗り越えて、「聞こえをよくしたい」という意志があるかどうかが重要です。

ご本人にトレーニングに取り組む積極的な気持ちが足りなければ、そのハードルを乗り越えられません。ご家族に連れられて受診した患者さんが「自分はそれほど困っていない」と感じている場合、せっかくトレーニングを始めても、続かないケースもあるからです。

「家族と昔のように楽しく話したい」「仕事上、何度も聞き返したりして、相手に迷惑をかけたくない」「認知症のリスクを減らしたい」など、到達したい明確な目標があり、状態を改善させたいという意志をもつことが大切です。

以上の二つの条件が揃えば、補聴器の適応ということになるでしょう。

3 補聴器による正しいトレーニングについて

補聴器の使用を始める前に、補聴器による正しいトレーニングについて説明をします。その内容は、「難聴の脳」とは何か、そして「難聴の脳」を変えるためにどんな点が重要か、ということです。

難聴になると、脳に変化が起こっています。脳に届く音（＝電気信号）が少なくなり、脳は刺激のない、静かな環境に慣れてしまっています。これが「難聴の脳」です。補聴器により聞こえの力を十分に引き出すためには、この「難聴の脳」を変えなければなりません。

「難聴の脳」を変えるリハビリテーションには、つらい面があります。患者さんはそれに耐える必要がありますが、本人が、なぜそんなに我慢をする必要があるのか、その理由をきちんと納得することが重要です。理由が納得できていれば、その分だけ、補聴器のトレーニングがうまくいくことが明白だからです。

「難聴の脳」を変える補聴器によるトレーニングのポイントは、

①初日から常時装用する

②トレーニング期間の目安は三カ月間である

の二つです。

当科では、この三カ月間は、補聴器を試聴のため貸し出します。最初から補聴器を購入してもらうことはありません。三カ月の調整とトレーニングが終了した時点で、補聴器の効果に納得・満足できた場合に補聴器を購入するという段取りになります。

補聴器のトレーニングでは、特に①の条件が重要です。静かな環境に慣れた「難聴の脳」は、補聴器で聞き取りに十分な音量を入れると、非常にうるさく不快に感じます。補聴器の装用時間が短いと、いつまで経っても「難聴の脳」は、そのうるさい環境に慣れることができません。具体的には、次のように指導します。

「起きたらすぐに使い始めましょう。寝るときまで外さず、常時（一日中）装用しましょう。うるさい環境でも、静かな環境でも、どこで使ってもよいですよ」

基本的に、就寝時や入浴時以外には、補聴器を外しません。装用時間を長くすることで、「難聴の脳」が、新しい環境の騒がしさにしだいに慣れ、変わることができます。不快感も時間が経つにつれて、軽減します。

補聴器の音量は、初日から聞き取りに十分な音量を入れると、うるさすぎて耐えられません。そこで、トレーニング開始時点では、入れる音量を目標値の70％程度に設定します。目標値の70％というのは、何とか我慢して補聴器をつけ続けられ、かつ補聴器を装用した効果を実感できるレベルです。筆者は、効果を実感できるということがトレーニングを継続するために大事なことだと考えています。ここから三カ月かけて１００％の音量にします。

ただし、70％でも、必ずといってよいほど、「うるさい」「音が響く」と感じます。目標値の70％の音量を入れた状態で聞こえてくる聴覚環境は、それ以前の静寂な状態と比べると、非常ににぎやかなものです。静寂に慣れた「難聴の脳」には、非常にうるさく、不快に感じます。トレーニングを始めると、最もつらいのが最初の一カ月です。それを過ぎると徐々に音に慣れてきて、三カ月間続けるとかなり慣れた状態になります。

三カ月のトレーニング期間中は、なるべくこまめに通院してもらい、補聴器の調整を行います。調整を行いながら、徐々に聞こえる音を増やしていきます。三カ月かけて徐々に音を上げて調整し、「難聴の脳」を慣らしながら、音量を１００％に近づけ、聞こえをよくしていきます。

最終的に、補聴器を装用した状態で行う聴力検査を行って、補聴器がもたらす効果を確認します。補聴器をつけた状態で聞こえを測定し、足りない音がないか、どのぐらい言葉が聞き取れるのかなどを確認します。

通常は、補聴器をつけた状態で行う「音の検査」と「言葉の聞き取りの検査」の二つを行います。「音の検査」では、補聴器をつけていないときの聴力レベル（dB）の半分ぐらいの音が聞こえるようになることが一つの目安です。たとえば60 dBの難聴の場合は、補聴器をつけたときに30 dBぐらいの音が聞き取れる、ということになります。聴力図に、補聴器をつけていないときの聞こえのレベルと、補聴器をつけたときの聞こえのレベル（初回であれば、目標値の70％の値）が示されます（**図2**）。

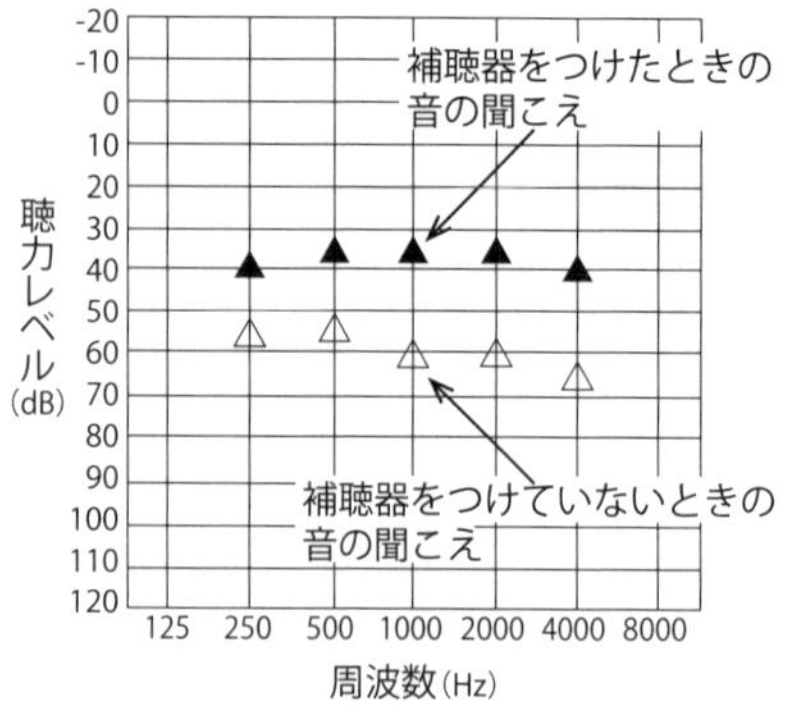

図2　補聴器をつけた「音の検査」

「言葉の聞き取りの検査」では、補聴器をつけていない状態での最も高い正解率（%）が、補聴器をつけたときにだいたい会話の音のレベル（60 dB）でその正解率かそれよりも少しよくなることが、うまくいっている目安です（**図3**）。これが、患者さんのもっている聞こえの力を最大限に引き出すということになります。

こうした調整と確認を行ったうえで、自分の状態に合わ

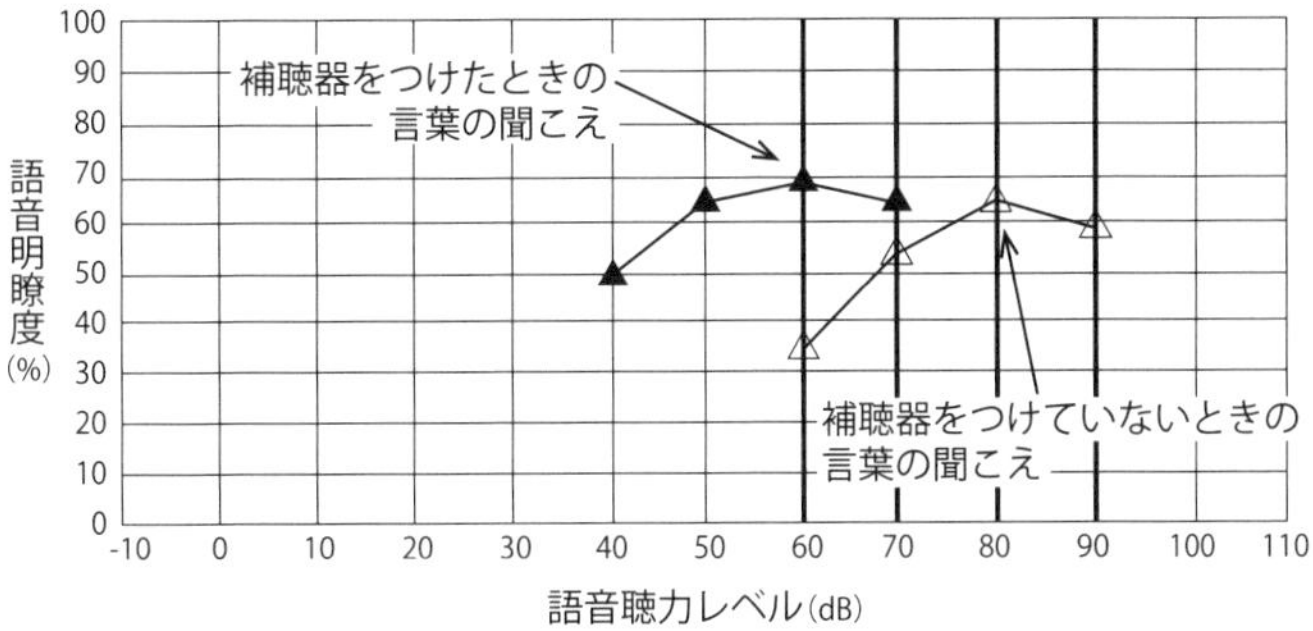

図3　補聴器をつけた「言葉の聞き取りの検査」

せた補聴器を購入することになります。当科では、補聴器一台当たりの価格は平均十万円程度です。補聴器の購入は自費になりますが、補聴器に関わる診療（診察や調整、検査など）は、通常の保険診療です。

4　補聴器によるトレーニングの効果

　補聴器による適切なトレーニングと調整を行うことによって、その人のもっている「聞く力」を最大限まで引き出します。無事にトレーニングを完了し、自分に合った補聴器を装用するようになると、聞こえが悪かったときとは全く別の生活を送ることが可能になるはずです。たとえば、日々の生活が**表2**のように変わります。

　このように、補聴器によって生活の質が改善することは間違いありません。これまで難聴のためにできなかったことが、できるようになるのです。旅行もできますし、コンサートや講演会に行くこともできるでしょう。こうして外へ積極的に出向いて、さまざまな状況で聞き取る訓練を積めば積むほど、脳が慣れて、聞き取りもよくなります。ここまでくると、補聴器を外したら、つけている状態と全く違う状態になり、とても聞きづらく感じるため、もう補聴器なしの生活は考えられなくなります。こうして「難聴の脳」を変えることで、生活を大きく変えることが可能になります。

表２　補聴器による生活の変化

- 会話・言葉が聞き取れず、家族や友人との会話が弾まなくなる
  →家族や友人となごやかに会話が弾むようになる
- テレビの音量が大きく、家族に嫌な顔をされる
  →通常のボリュームに戻り、家族とも一緒にテレビが見られる
- 他人の話が聞き取れずに気後れして、家に引きこもるようになる
  →気後れせず、用事や仕事ができ、積極的に出かけられるようになる
- 聞こえていないのに、相手に空返事や愛想笑いをしてしまう
  →グループや多人数の会合でも、話についていけるようになる
- 自分の名前を呼ばれても気づかないことがある
  →銀行や病院などの窓口で、戸惑うことがなくなる
- 車や自転車に気づけず、事故に遭いそうになる
  →車や自転車の接近に気づけるようになり、安全に移動できる

5　耳鼻咽喉科医（補聴器相談医）・言語聴覚士と補聴器販売業者の連携

補聴器で聞こえの力を最大限に引き出すためには、まず耳鼻咽喉科で診察と検査を受けたうえで、補聴器の調整をしてもらうことが必要です。また、その効果を長期的に維持するためには、補聴器購入後も定期的な診察（聴覚管理）と補聴器のメンテナンスが欠かせません。これらの業務は耳鼻咽喉科医（補聴器相談医）と言語聴覚士、そして補聴器販売業者（認定補聴器技能者）が密な連携を行うことでうま

くいくと考えています。この連携は医療機関と補聴器販売店が別々でも不可能ではありませんが、できればこの三者が医療機関の中で連携している補聴器外来を選ぶとよいでしょう（図4）。

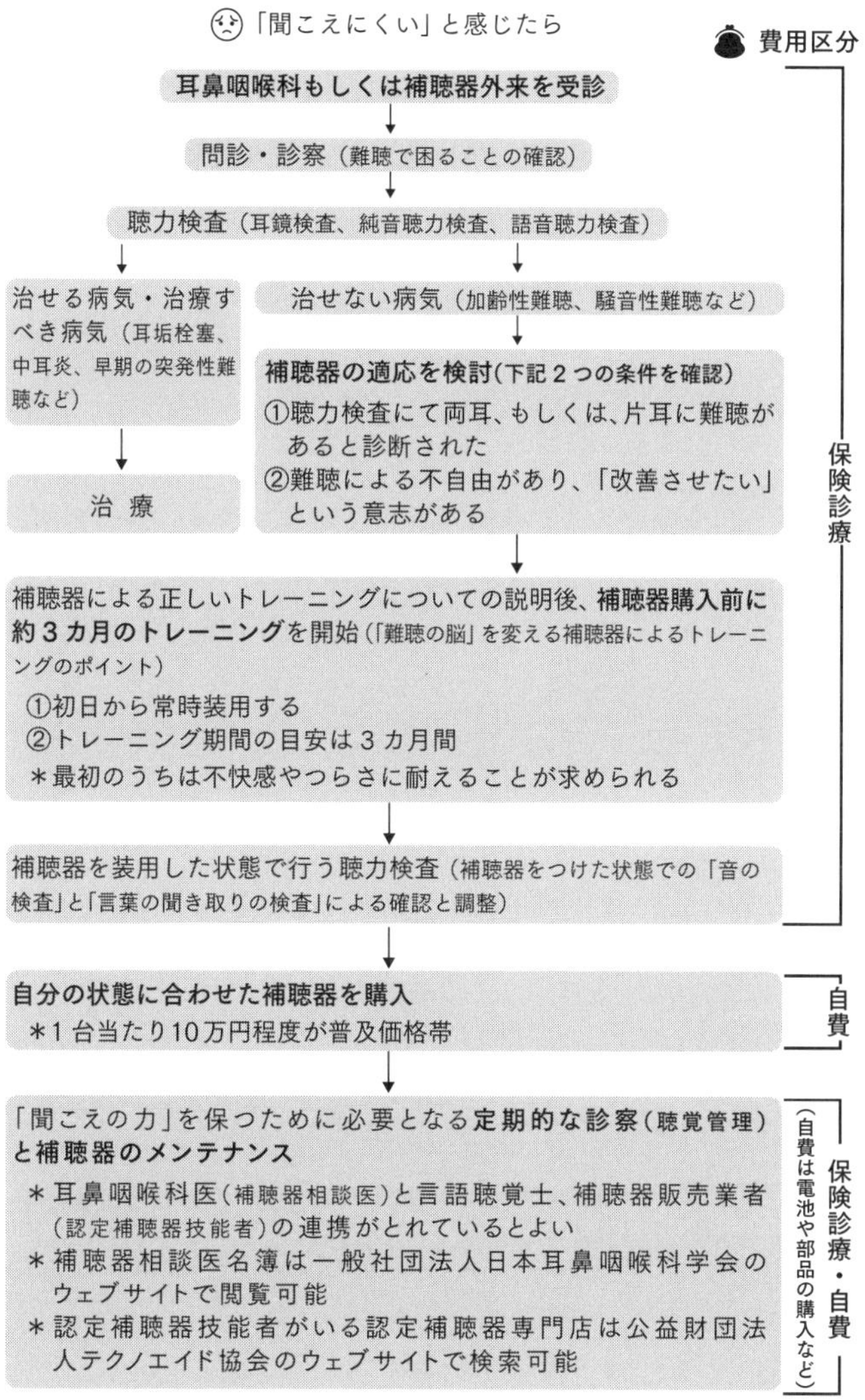

「聞こえにくい」と感じたら
費用区分
耳鼻咽喉科もしくは補聴器外来を受診
問診・診察（難聴で困ることの確認）
聴力検査（耳鏡検査、純音聴力検査、語音聴力検査）
治せる病気・治療すべき病気（耳垢栓塞、中耳炎、早期の突発性難聴など）
治 療
治せない病気（加齢性難聴、騒音性難聴など）
補聴器の適応を検討（下記２つの条件を確認）
①聴力検査にて両耳、もしくは、片耳に難聴があると診断された
②難聴による不自由があり、「改善させたい」という意志がある
補聴器による正しいトレーニングについての説明後、補聴器購入前に約３カ月のトレーニングを開始（「難聴の脳」を変える補聴器によるトレーニングのポイント）
①初日から常時装用する
②トレーニング期間の目安は３カ月間
＊最初のうちは不快感やつらさに耐えることが求められる
補聴器を装用した状態で行う聴力検査（補聴器をつけた状態での「音の検査」と「言葉の聞き取りの検査」による確認と調整）
保険診療
自分の状態に合わせた補聴器を購入
＊1台当たり10万円程度が普及価格帯
自費
「聞こえの力」を保つために必要となる定期的な診察（聴覚管理）と補聴器のメンテナンス
＊耳鼻咽喉科医（補聴器相談医）と言語聴覚士、補聴器販売業者（認定補聴器技能者）の連携がとれているとよい
＊補聴器相談医名簿は一般社団法人日本耳鼻咽喉科学会のウェブサイトで閲覧可能
＊認定補聴器技能者がいる認定補聴器専門店は公益財団法人テクノエイド協会のウェブサイトで検索可能
保険診療・自費
（自費は電池や部品の購入など）

図４　まとめ：補聴器で「聞こえの力」を最大限に引き出すための段階例

看護職・介護職ができる聴覚ケア

鈴木 大介
すずき・だいすけ◉済生会宇都宮病院耳鼻咽喉科 言語聴覚士

はじめに

日本は二〇〇七年に世界に先駆けて超高齢社会に突入していますが、その一方で補聴器普及率は14・4％と非常に低く、これは欧米諸国と比較して半分以下の割合であり、聞こえにくさを放置している高齢者が多いことがうかがえます。今後、医療機関や在宅場面において、聞こえにくさを抱える高齢者への支援はますます必要になります。このような高齢者に対して医療機関や在宅場面でできることの一つに、耳鼻咽喉科への受診のすすめとそれにかかわる情報提供に加え、家族らに対するコミュニケーション指導があります。

1　どのような方に耳鼻咽喉科への受診をすすめるとよいか

医療機関や在宅場面で「聞こえにくさを抱える高齢者」に遭遇する機会は多いことでしょう。しかし、その多くは周囲が不自由を感じているにもかかわらず、「まだ大丈夫。医者にかかるほどではない」と難聴の自覚がなかったり、医療機関の受診に拒否的であったりします。難聴は少しずつ進行していくものであり、最近では認知症やうつ病のリスク要因になるとも報告されているため、本人が重い腰を上げるのを待っていては手遅れになってしまう危険性があります。

医療機関や在宅場面で聞こえにくさを感じたり、周囲から難聴を指摘されていたりする高齢者には、基本的に耳鼻咽喉科への受診を促すとよいでしょう。難聴の中には、中耳炎や耳垢栓塞などの治療できるものもあるので、診察を受けるメリットは大きいと言えます。

特に、以下のような方には積極的に受診をすすめるとよいでしょう。

①難聴で困っている方、周囲から難聴を指摘されている方

②難聴以外の耳症状（耳漏や耳鳴、めまいなど）で困っている方

③補聴器をつけようか迷っている方

2 補聴器をつけようか迷っている方にすすめるべきは、耳鼻咽喉科受診か補聴器販売店か

前述のように、補聴器をつけようか迷っている方に遭遇したら、ぜひ耳鼻咽喉科への受診をすすめてください。もし、中耳炎や耳垢栓塞などの治療できる難聴であった場合には、補聴器をつける必要がなくなるからです。また治せない難聴であった場合にも、耳鼻咽喉科医は適切な補聴器をつけられるよう相談に乗ってくれます。一般社団法人日本耳鼻咽喉科学会は、補聴器活用に関する専門的な助言・指導が行えるように一定の研修を修了した会員に補聴器相談医を委嘱しており、適切な補聴器の普及に努めています。

補聴器相談医はその方に補聴器が本当に必要かどうかを診断し、必要があれば専門の補聴器販売店を紹介して連携しながら、その人に合った補聴器を選んでくれます。また、補聴器の選択や調整、販売に至るまでの過程が適正に行われているかを判断し、疑問があれば補聴器販売店を指導してくれます。そして、購入後も定期的に聴覚管理を行う中で、補聴器の使い方や管理の仕方などについてもアドバイスしてくれます。

お近くの補聴器相談医は、一般社団法人耳鼻咽喉科学会のウェブサイト*から検索することができます。また最近は、補聴器の専門家（国家資格）である言語聴覚士が在籍する耳鼻咽喉科も増えて

＊ http://www.jibika.or.jp/members/nintei/hochouki/hochouki.html

いますので、一般社団法人日本言語聴覚士協会のウェブサイト＊＊から確認しておくとよいでしょう。

3 補聴器について簡単に情報提供できることとは

一般的に補聴器の存在はよく知られているものの、「どうすれば聞き取れるようになるか」はあまり知られていません。高齢者の多くも、「眼鏡をかければ見えるように、補聴器はつければ聞き取れる」と考えています。前章にあるように、補聴器は正しく調整して、聴覚トレーニングを行わなければ、十分な効果を発揮してくれません。補聴器の効果を十分に引き出し、それを保つために何が必要か（情報提供できること）をまとめると、以下のことが挙げられます。

①まず、耳鼻咽喉科を受診して診断を受けましょう

難聴があるからといって補聴器が必要となるわけではありません。耳鼻咽喉科を受診して診断を受け、治療できる難聴であれば治療してもらい、治療ができない難聴であれば補聴器について相談に乗ってもらうとよいでしょう。

ちなみに日本人の中には、耳かきを頻繁に行う方が多くいますが、これが治療できる難聴の一つである耳垢栓塞の原因となることがあります。耳かきは医学的に推奨されていないので要注意です。

＊＊ https://www.japanslht.or.jp/

原理から言えば、耳の中には耳垢を押し出そうとする力が働いていますので、耳垢は自然に耳から排出されます。自分で耳掃除をすると、かえって耳垢を押し込めてしまうことがあります。

耳垢除去は医療行為として認められていますので、耳鼻咽喉科を受診する立派な理由となります。耳垢の溜まりやすい方は、三カ月に一回くらいの頻度で受診するとよいでしょう。

②補聴器は見た目ではなく、自分の聴力に合うものを選びましょう

補聴器には耳かけ型、耳あな型、ポケット型の三種類があり、今も昔も小さくて周りに気づかれにくいものが人気です。しかし、補聴器のサイズが小さければ小さいほど、難聴の程度が重い方には不向きで、高齢であればあるほど扱いにくくなります。小型の補聴器は音量不足や扱いにくさから、購入してもすぐに買い替えが必要となったり、紛失してしまったりすることが多々あるので、補聴器相談医とよく話し合ったうえで決めるとよいでしょう。

最近は普及価格帯(十万円前後)の機種でもよい補聴器はたくさんありますし、高価だからといって完璧に聞こえるようになるわけではありません。また、購入してから五年以上が経過すると、補聴器の寿命が原因で買い替えとなる可能性が高くなりますので、ランニングコストを考慮しておくことも大切です。ちなみに、補聴器の効果の善し悪しは、補聴器の価格で決まるのではなく、「正しい調整と聴覚トレーニング」で決まります。「聞き取りの善し悪しは値段ではなくて、〝頑張ってつ

けて調整してもらうこと〟が重要です」と励ましてあげるとよいでしょう。

③補聴器は常時装用して何度も調整してもらい、効果測定をしてから購入しましょう

補聴器の効果を発揮するには、常時装用して補聴器からの音に慣れることと、装用して気づいた点を調整してもらう必要があります。この過程を繰り返していくと少しずつ聞き取れるようになってきますが、購入を決める前には必ず効果測定(補聴器適合検査)をしてもらう必要があります。また、重要なこととして、最初の三カ月間はこまめに通って調整してもらうことをすすめてあげるとよいでしょう。これはなぜかというと、補聴器の効果が高くなるにつれて、その方の生活範囲がどんどん広がっていくためです。二〜三回程度の調整では、広くなった生活範囲までを加味した調整(補聴器)が完成しないからです。「せっかく高い買い物をするわけですから、時間と労力はかけたほうがよいですよ」と教えてあげましょう。

④購入後も「医療機関による定期的な聴覚管理」や「補聴器販売店による補聴器管理」を行いましょう

「補聴器は買えば大丈夫」と考えている方は意外にたくさんいます。この点も眼鏡とは異なる点であり、定期的な管理をするとともに再調整を行う必要もあります。年齢とともに聴力が変化していくこと、補聴器も徐々に劣化して出力低下をきたすこと、時間経過とともに生活環境が変化して

いくことなどが理由です。

聴力の変化に関しては、定期的に医療機関を受診して聴覚管理をすることが大切であり、医療機関や補聴器販売店で再調整と補聴器のメンテナンス（掃除や部品交換など）をしてもらうとよいでしょう。このとき、最近起こった変化（聴力、補聴器、生活など）を伝えると、それに合わせたよりよい調整を考えてくれるのでおすすめです。また、聞こえにくさを抱える高齢者の中には、補聴器をもっているけど放置している方、聴覚管理や補聴器の管理をおろそかにしている方がたくさんいますので、このような方に対しても前述の情報提供はとても有用です。

4　家族に教えてあげたいコミュニケーションの工夫

周囲が聞こえにくさを指摘しても、「私は困っていない」と聞き入れない方はたくさんいますし、補聴器をつけたからといってすべて解決するわけでもありません。聞こえにくさを抱える高齢者との上手なコミュニケーションのとり方、その工夫を知っていることはとても有意義です。これらのことは対象とする方ごとに考えていく必要はありますが、ここでは共通して行える代表的な方法について解説します。

①注意を引いてから話し始めましょう

聞こえにくさを抱える高齢者は、話しはじめを聞き逃してしまうことがよくあります。こうなってしまうと話についていくことが難しく、聞く努力をしなくなってしまいます。

「○○さん」などと声かけをしたり、視線を合わせたりして、「これから話しかけますよ」と聞く準備を促すことは、何気ないことですが、とても大切な工夫です。

②顔が見える位置で、身ぶり手ぶりを交えて話しましょう

話し言葉の理解の程度は、顔が見えるか見えないかで大きく異なります。これは口の動き（口型）が、言葉を理解するうえで大きなヒントになっているからです。難聴の程度が重い方ほど口の動きを重要な手がかりとしていますし、口が動いていることに気づくだけで人は注意を向けます。

また、表情や身ぶり手ぶりからもヒントを得ていますし、これらはコミュニケーションを豊かで楽しいものにしてくれるのでとても重要です。耳元で話すという伝達方法は、用件を伝えるうえでは効率的かもしれません。しかし、そのコミュニケーションに楽しさを見出すことは難しいでしょう。このような手段でなければ伝わらないような状態の方には、耳鼻咽喉科を受診することを強くすすめるとよいでしょう。人が出せる声の大きさには限界がありますし、悪くなり過ぎた耳では補聴器の効果は得られません。「難聴（補聴器）も早期発見・早期治療が大切なんですよ」という一言は、

大事な後押しです。

③話すときは〝ゆっくり、短く、簡潔に〟を心がけましょう

聞こえにくさを抱える高齢者が最も困る話し方は、〝早口であること〟です。話す速度は速くなるほど、発音が不明瞭になるため、何を話しているかわからなくなってしまいます。

また、高齢者の中には、言葉を理解（解釈）するのに時間を要する方もいますので、短く簡潔に話してあげることも大切です。なるべく簡単でわかりやすい言葉（表現）を選ぶようにすることも、よりよいコミュニケーションを図るうえでのコツです。

④周囲の雑音を減らしましょう

聞こえにくさの有無にかかわらず、周囲の雑音が多ければ多いほど、言葉は聞き取りにくくなります。聞こえにくさを抱える高齢者は聞き取る力が下がっていますので、ほんの少しの雑音で極端に聞き取りづらくなります。そのため、会話をする際にはテレビを切ったり、テーブルにクロスを敷いたりするなどの工夫を行うと、生活上の雑音の影響を減らせます。このような工夫は各場面でできるので、特に、家庭で高齢者にかかわる看護職や介護する人は、腕の見せ所かもしれません。

加齢性難聴に対する社会的支援

小川 郁
おがわ・かおる◉慶應義塾大学医学部 教授

1 「JapanTrak（ジャパントラック）2018」

日本における補聴器の現状に関する調査があります。一般社団法人日本補聴器工業会が公益財団法人テクノエイド協会の後援と欧州補聴器工業会（ＥＨＩＭＡ）の協力を得て、一般の人々が聞こえの不自由さ（難聴）や補聴器についてどのように考えているか、補聴器の使用状況はどうなっているかなどについて三年ごとに実施している大規模な実態調査であり、二〇一二年、二〇一五年に次いで二〇一八年に行われたものは、「JapanTrak 2018」＊と呼ばれています。JapanTrak 2018 の目的は、わが国における聞こえと補聴器を取り巻く現在の諸問題を抽出し、欧米諸国の一部同様なデータとの比較も行いつつ、もって全難聴者の生活の質（ＱＯＬ）の向上に寄与する対策を検討し提案するこ

＊一般社団法人日本補聴器工業会：JapanTrak 2018 調査報告, 2018〈http://www.hochouki.com/files/JAPAN_Trak_2018_report.pdf〉.

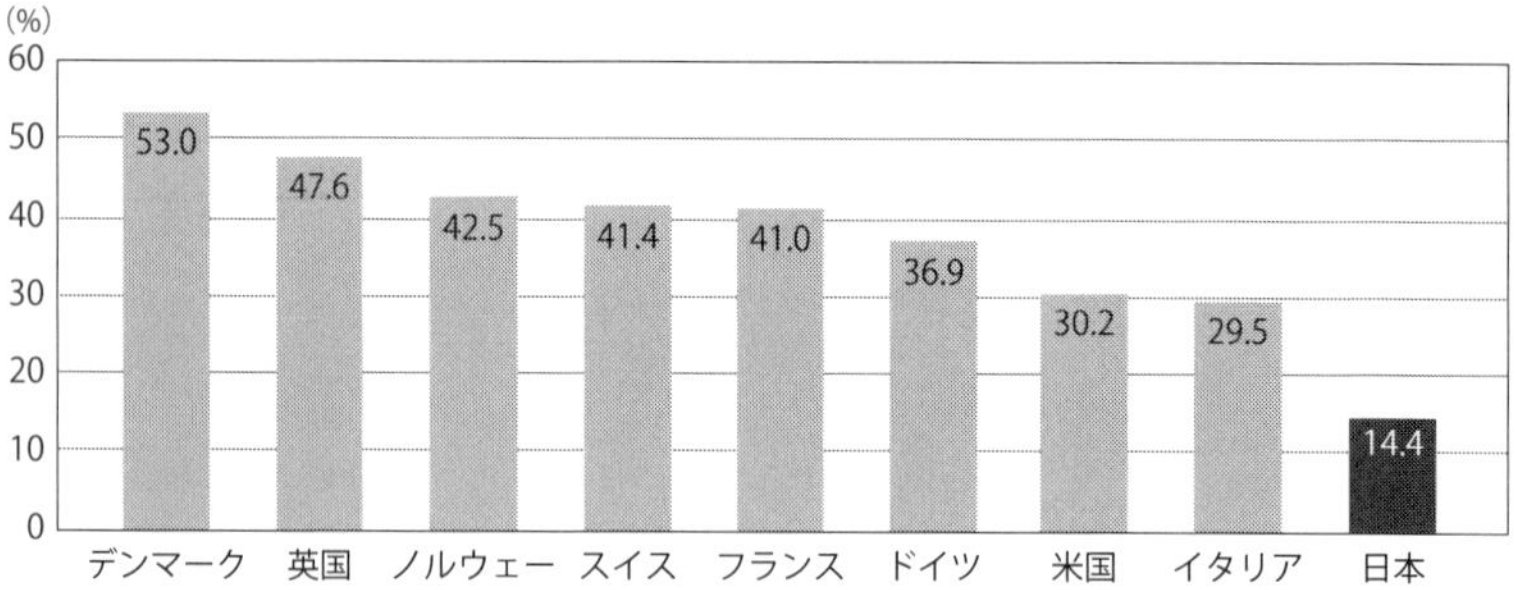

（出典：JapanTrak 2018，EuroTrak2018・2015，MarkeTrak2015）

図１　欧米と日本の補聴器装用率

とにあります。

JapanTrak 2018のサンプルサイズは一万三七一〇人で、その内、自己申告による難聴者は一三〇六人、補聴器所有者（HA）は四二一人、補聴器非所有者は八八五人でした。補聴器所有者の両耳装用率は45％でした。なお、同様の調査は欧州でも行われ、EuroTrak（ユーロトラック）と呼ばれています。JapanTrak 2018によると、難聴者の42％が難聴について耳鼻咽喉科医師あるいはかかりつけ医師に相談しており、医師から補聴器をすすめられたのは14％のみでした。一方、欧米ではドイツが82％、最低でもデンマークが68％と、補聴器購入に際して耳鼻咽喉科を受診する難聴者がはるかに多いことがわかります。

一方、補聴器の全体的満足度は38％で、EuroTrakでは結果が報告されているフランスの82％を筆頭に、ドイツ76％、英国74％であり、やはり日本に比べてはるかに高率です。補聴器を装用すべき難聴者が実際に補聴器を装用している率に至って

国	・デンマーク ・ノルウェー ・英国	ドイツ	スイス	フランス	イタリア	米国	日本
公的補助	全額補助	840ユーロ	840フラン	120ユーロ。2021年には全額補助	600ユーロ	ほぼ100%自費	ほぼ100%自費

図2　補聴器購入に際しての公的補助

は、デンマークの53％に比較して日本は14・4％ときわめて低値です（**図1**）。補聴器を所有／使用しない理由として、「わずらわしい」「補聴器を使用しても元の聞こえに戻らない」「難聴がそれほどひどくない」が上位を占めました。これらの理由のうち「わずらわしい」の意味には、「耳の中の異物感」「きつい」「痛い」「大きすぎる」「（日々の生活に）まだ補聴器が必要だと思っていない」などが含まれます。

また、補聴器が高額であり購入しにくいことも、装用率が低い原因です。日本において、補聴器の公的助成を受けられるのは、両耳の聴力レベルがそれぞれ平均70dB以上の身体障害者であるのに対し、デンマークなど欧米では40dB以上から助成が受けられるといったように、欧米では、軽度難聴であっても補聴器が支給されるシステムができています（**図2**）。日本でも自治体によっては公的助成を行っており、たとえば東京都の八区では、全額ではないものの補聴器購入に際しての助成制度があります。今後、高齢者の増加に伴い、認知症予防のための補聴器の公的助成制度がより広く整備されることを期待したいと思います。

2　補聴器に関する医療費控除制度の正しい運用

一方で、従来、医師が発行する診断書によって医療費控除申請を受け付ける税務署がありましたが、全国統一した制度ではありませんでした。この問題を解決するために、一般社団法人日本耳鼻咽喉科学会と厚生労働省とで検討を重ね、二〇一八年から、補聴器相談医が発行する「補聴器適合に関する診療情報提供書（２０１８）」の活用により医療費控除を受けられることが、厚生労働省、財務省によって承認され、国税庁から全国すべての税務署に通達されました。全国的な補聴器購入に際しての公的助成の一環といえる制度です。その手順は、以下のとおりです。

①難聴患者は、まず日本耳鼻咽喉科学会が認定する補聴器相談医を受診し、必要な問診・検査を受ける。

②補聴器相談医は「補聴器適合に関する診療情報提供書（２０１８）」に必要な事項を記入し、患者に手渡す。

③患者は補聴器外来または補聴器販売店に行き、「補聴器適合に関する診療情報提供書（２０１８）」を提出し、試用の後、補聴器を購入する。

④患者は「補聴器適合に関する診療情報提供書（２０１８）」の写しと補聴器の領収書を受け取り、当該年度の確定申告における医療費控除対象として申請し、保存する（税務署から求めがあった

場合は、これを提出する)。

以上のように、日本における補聴器の現状を十分に理解し、補聴器と補聴器適合の重要性を啓発することが望まれています。また、補聴器に関する医療費控除制度を正確に運用し、「難聴者→補聴器相談医での診断→『補聴器適合に関する診療情報提供書(2018)』発行→補聴器外来または認定補聴器販売店」という補聴器購入のための流れを確立することが必要です。昨年、難聴を取り巻く問題点を解決するために、自民党国会議員を中心とした「難聴対策推進議員連盟(石原伸晃会長)」が発足しました*。その初年度の活動から、二〇二〇年度の新生児聴覚スクリーニングおよび難聴児療育制度の充実のために、「骨太方針2020」への概算要求がなされました。また、二〇二〇年度は、主に成人・高齢者の難聴に対する対策が検討されることになっており、その成果が期待されます。

*自見はなこ事務所作成資料:難聴対策推進議員連盟,2020年1月現在〈http://www.jimihanako.jp/wp-content/uploads/2020/01/3bebe35c4158bbff21ae5335e1abc2c8.pdf〉.

「耳の日」と“International Ear Care Day”

3月3日は桃の節句（雛祭り）であると同時に、「耳の日」として知られています。「耳の日」は、1955年に一般社団法人日本聴覚医学会が創立し、1956年に一般社団法人日本耳鼻咽喉科学会が制定した記念日で、耳に関心をもち、耳を大事にすることの重要性を考え、聞き取れることを感謝し、難聴者に対する社会的関心を高めることを目的としています。3という数字が耳に似ていることと、「ミミ」の語呂から、3月3日となりました。日本耳鼻咽喉科学会では、毎年「耳の日」に、都道府県ごとで難聴や補聴器に関する相談会などを行っています。

なお、「補聴器の日」は6月6日であり、6がやはり耳や補聴器の形に似ていることから、または耳が2つあることから3月3日×2で6月6日となった、ともいわれています。

一方、WHOは2007年に、「国際耳の日」を“International Ear Care Day”と称して制定しました。偶然にも日本と同じ3月3日ですが、やはり3という数字が耳に似ていることや、電話を発明し、ろう教育者であったグラハム・ベルの誕生日であったことから選ばれたという説があります。2014年の“International Ear Care Day”のポスター（図3）では、「家で耳掃除はしない」「耳の中にやたらと何かを入れない」「大きな音楽を聞かない」「耳の症状があったら医師に相談する」など、耳を大事にすることの重要性を啓発しています。

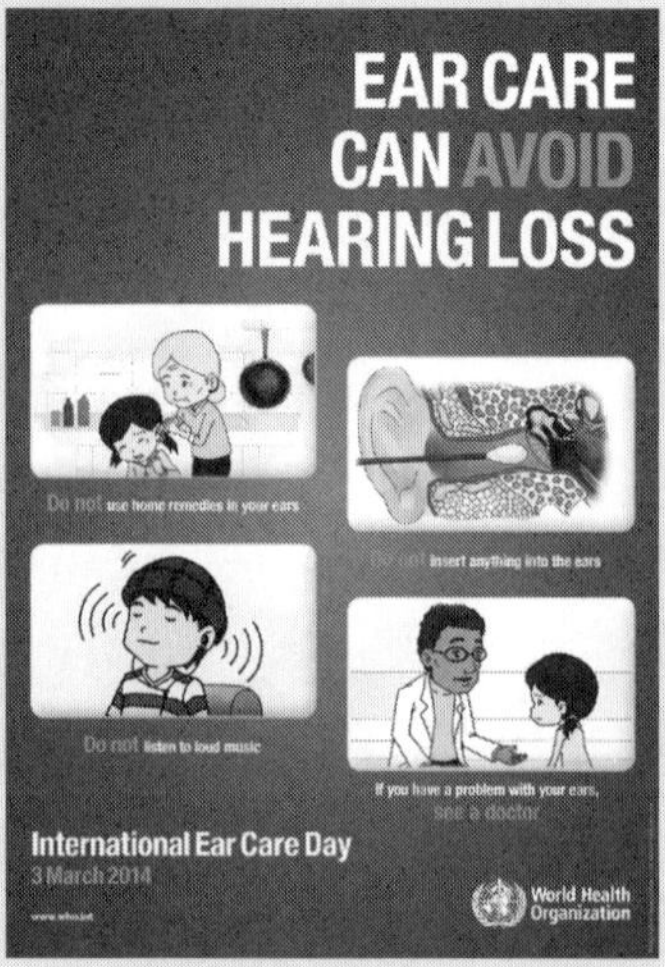

図3 WHO“International Ear Care Day”の啓発ポスター

(Reproduced with permission of the World Health Organization 〈https://www.who.int/health-topics/hearing-loss/hearwho〉)

「聞こえ方の変化」は脳が慣れることから：補聴器と人工内耳を装用して

杉崎 きみの
すぎざき・きみの◉桜美林大学大学院老年学研究科博士前期課程

1　難聴医療との出合い
――感音難聴は治らない、でも最新の医療技術がある

それは、一九八四年（高校一年生）の夏休みの出来事でした。高校時代にブラスバンド部でホルンを担当していた私は、夏休み中は毎日、学校のスタジオに通っていました。ある日の夜、楽器の音合わせで使う音（ピーという音）が、頭の中で鳴り続けていることに気づきました。翌日も、「ピー」という音は鳴り止みませんでした。私が体験した「耳鳴り」の始まりでした。

数日経ってから、地域の病院を受診しました。聴力の低下は指摘されず、浮遊感があったため点滴治療を受けました。高校二年生になる頃には音が次第に大きくなり、学校の先生の声やテレビの

音が聞き取り難くなってきました。親に「みんなの声やテレビが聞き難い」と言ったそうです。親戚が勤めている会社の診療所の耳鼻咽喉科の先生を紹介してもらった後、都内の大学病院を受診しました。「軽度難聴ですが、まだ聞こえているので補聴器は必要ないと思います。難聴は治りません」という診断でした。一九八五年（高校二年生）の秋頃、別の病院で「補聴器をしたほうがよい」と言われ、初めて補聴器を使用しました。

〝病院に行くことは、病気を治すために行くもの〟と信じて疑わなかった当時の私は、難聴は治ると信じていたため、「聞き取り難さや耳鳴りが治らないのに、補聴器を使う」ということに、非常に違和感がありました。

大学進学後も難聴は進んだため高度難聴用補聴器を使用し、大学卒業後に新卒入社した会社でも、さらに新しい高度難聴用補聴器を手に入れて一生懸命聞いていましたが、次第に補聴器を使っても聞き取れないことが多くなりました。特発性両側性感音難聴の特徴だそうです。一九九九年から二〇〇〇年（入社七年目）頃には、聴力改善のために二度の入院治療も受けました。しかし、治療効果がみられず、「補聴器の装用効果がない」と診断されました。

高校時代と大学時代は、〝難聴を少しでもよくしたい〟と願う親と私自身の想いは強く、よりよい医療を求め東京都内の病院巡りが続きました。そのたびに「難聴は治りません」と言われてしまい、先が見えない日々を過ごしていました。そして一九八八年（大学一年生）、大学サークルＯＢの紹介で慶應義塾大学病院を受診しました。耳鼻咽喉科で初診の小川郁先生が、「様子をみましょう」と仰ってくださり、以後現在までお世話になっています。

小川先生は、漢方薬も含め、常に新しい医療を施すための機会をつくってくださいました。貴重な出会いでした。留学後の診察では「今は補聴器で聞き取れているけれど、今後必要になるかもしれない人工内耳医療を、アメリカで学んできたので説明しますね」と最新の情報を教えてくださいました。当時は今のようなきらびやかな製品カタログではなく、先生が留学先で使っていらした白黒のサージカル・マニュアルで説明してくださったことが、今でも鮮明に記憶に残っています。大学生という将来の希望を抱く年頃にもかかわらず、自分の難聴がどうなるか見通しすら把握できない時期、まさに藁にも縋る思いの中、小川先生からの最新情報のご提供や「様子をみましょう」という言葉に、難聴医療の具体的な展望や今後の希望の光を感じました。聴力を失い、難聴は治らないと言われ続けた一方で、最新の難聴医療に出合うことができました。失うものがあれば、得るものがあり、また出会いもやってくるのですね。

そして補聴器の装用効果がみられなくなったため、二〇〇一年三月一六日に慶應義塾大学病院にて、左耳の人工内耳手術を受けました。

2 「補聴器や人工内耳をすればすぐにすべてが聞こえる」と想像するのは間違い
——人体器官の限界と可能性、テクノロジーの限界と可能性

高校二年生の時に初めて装用した補聴器は、軽中等度難聴用補聴器（聴力レベルは60dB）でした。補聴器は髪で隠れるので、私が補聴器をしていることに気づかない友達もいました。補聴器を使った聞こえ方は、眼鏡を初めて使ったときのような感じを想像してみてください。「周囲の音がクリアに聞こえるようになったこと」が印象に残っています。教室の席は、周りの友達の様子を確認できる位置にしてもらいました。夏のプールの時間は補聴器を外すため、先生のかけ声がわからないことがありました。

そして、聴力低下は進み、〝補聴器を使えばすべて聞こえている〟と思っていた大学生の私は、次第にそうではないことに気づき、愕然としました。補聴器で周囲の音を大きくしても、その音を受け取る内耳の機能そのものが低下しているため、補聴器が増幅した音すら把握できない状態になってしまうのです。

感音難聴が進行すると、言葉や会話の中で「高周波数の音やエネルギーの弱い音（f, th, s, k など）」が聞き取り難くなってしまいます。「か」「さ」といった子音の聞き分けが難しくなります。これにより「かとうさん」と「さとうさん」を聞き違えてしまうことも起こります。補聴器が増幅した音の

意味を把握できずに、耳元で意味がわからないモヤモヤした音を感じることを想像してみてください。このような状態で、周囲の人が「聞こえる?」と聞くので「うん」と返事をしてしまうのです。「微笑みの障害」といわれるゆえんです。「補聴器を使っているから、すべて聞こえているのだ」「『うん』と言っているので、聞こえた内容も理解している」と思ってしまいがちですが、そうではない場合があります。難聴の種類やその聴力の程度により、補聴器や人工内耳を使っていても聞こえ方は十人十色であることを、ぜひ知ってほしいと思います。

人工内耳手術後の音の聞こえ方は、補聴器とは異なる音の世界が広がります。人工内耳は、「手術によって蝸牛内に埋め込まれる電極」と「補聴器のように耳に装着して体外からの音や言葉を電気信号に変換し体内に送信をする体外装置」を使います。

人工内耳メーカーによってさまざまですが、手術によって蝸牛内に埋め込まれる電極の数は二〇本前後と言われています。この電極を使って音を聞くとき、健聴者の聞こえ方とは異なった聞こえ方になります。手術後数週間経った頃に、手術病院の言語聴覚士が人工内耳機器の調整を担当してくださいます。

私が最初に人工内耳で音を聞いたとき、すべてがトッポ・ジージョ（あるいはドナルドダックや、『ハウルの動く城』のカルシファー）が話しているような音質で聞こえてきました。イントネーションもなく「聞こえる?」「聞こえますか?」という声が聞こえてきたことに愕然としました。「聞こえてくる音のすべて」が異質な音質で聞こえてきたのです。人の声の音質だけではなく、家の中ではテレビから聞こえてくるアナウンサーの声・電子レンジの音・本をめくる音、外に出ればハイヒールの足音、文字どおりすべての音が、異質な音質でイントネーションも平板になっていたのです。

「人工内耳の音は異質なもの」と術前から聞いてはいましたが、実際に脳が初めて聞く異質な音は、〝今後一生この音質で音を聞くのか？〟と思うものでした。音は聞こえて聞き取りもできるようになり念願が叶って嬉しいはずが、手放しで喜べませんでした。

病院の先生方に「慣れてくださいね」と言われるまま、言語聴覚士から渡された聞き取りの練習課題以外に、自発的なトレーニングとして〝慣れるにはどうすればよいのか？方法はあるのか？〟と試行錯誤しながら、「とにかく音を意識的に聞く」ようにしました。補聴器を使っているときからやっていた好きな朗読も、人工内耳にしてからさらに力を入れました。朗読教室に行き、仲間の声を意識的に聞き取ったりしました。

すると、一カ月、二カ月と時が過ぎていくにつれ、音質が変化してきたのです。男性の声、女性の声、さらには田中さんの声、佐藤さんの声、犬の鳴き声、足音、紙の音、それぞれの音が以前補聴器で聞いていた音とほぼ同じように判断できるようになってきました。〝脳が慣れてきた〟――そう実感し、そして確信しました。ある日突然に音質の変化や聞き取りの変化が起こるのではなく、だんだんと女性の声がしている、犬の声だ、と認識できるようになっていることに気づくのです。

3 聞こえ方の変化は〝脳が慣れる〟ことから
――補聴器や人工内耳に慣れるということ

初めて補聴器を使ったときは軽度難聴だったため、私の耳は補聴器が増幅した音を聞き取り、その音の意味を把握し、会話によってコミュニケーションをとることが容易にできていました。

最近の補聴器はただ単に音を増幅するのではなく、「脳」が音を楽に理解できるように、脳から聞こえを考えるアプローチや、脳の働きの研究から開発されるなど、進歩しています。

医療と機器の進歩と、私たち自身が積極的に行うトレーニングが結合してこそ、機器を使いこなす、脳を使いこなすことが達成されるのではないかと思います。

言語習得後に難聴となった中途失聴者の場合は、補聴器や人工内耳が伝えてくれる音を以前聞いて知っている音に結びつけていくトレーニング、自分が今聞くべき音の存在やその周囲の音の有無により環境の音情報を自分のものにするトレーニングに結びつきます。

一方で、言語習得前に難聴となった先天性難聴者（小児難聴の場合）の場合は、補聴器や人工内耳を使って聞こえてきた音を検知し、その意味をとらえ、自分の今の状況の中でその音がどのような意味をもつのか、また会話の場合はどう考え相手に伝えるのかを、その子供の言語発達に応じて行えるように、聴覚の専門家による介入が必要になります。

4 補聴器や人工内耳を利用して困ることとその解決方法

言葉が聞き取りにくかったとき、難聴者は「もう一度言ってください」とお願いをしますが、その際に健聴者の相手から返ってくるのは〝単語だけ〟のことが多く、さらに聞き取り難くなってしまいます。「難聴者への問いかけは、簡潔な短い文章で」と言われることが多いのですが、社会生活の中で日々交わされるコミュニケーションにおいて〝簡潔な短い文章〟を多くの人に求めるのは非常に難しいと実感しています。

そこで私は「もう一度言ってください」ではなく、「聞こえた部分を使って、聞き取れなかった内容を聞き返す」(**図1**)ことを心がけました。そうすることで、相手は、私自身がどこまで聞き取れているのか、どこまで理解できているのかを知ることができます。相手の立場を考えた聞き返し方法でもあるので、「聞こえないから、お願いします、もう一度言ってください」と

〈聞こえのリハビリテーション：
音質や聞き取りに慣れるための具体的な練習〉

例（新宿で買い物の約束）友達：健聴者　自分：難聴者の場合

友達「来週の土曜日 12時に新宿駅の改札口で待ち合わせて、
　　一緒にデパートでお買い物をしよう！」
自分「来週の土曜日、新宿駅だね。何時にする？」
友達「12時に待ち合わせよう」
自分「12時に新宿駅だね？　どこにいくの？」
友達「デパートに行って、お買い物をしよう！」

図１　聞き返しの練習

聞き返すよりも、難聴者として楽な気持ちで聞き返すことができます。

5　聞こえに困らない社会を目指して

――「難聴者はどのように聞いているのか」を想像してみてください

難聴者は、聞くこと・聞き取るエネルギーを多く使うことの影響なのでしょうか、どうしても難聴者自身ですべて解決してしまいがちです。自分が一生懸命聞くことで解決しようと頑張る、といった状況におかれがちです。コミュニケーションは一人ではなく、相手がいて成り立つものです。皆さんが補聴器や人工内耳を使っている患者さんと接する際、会話の中で聞き返しができるように、相手の様子を確認しながら、コミュニケーションが取りやすい方法を見つけ出してほしいと思います。難聴を理解いただき、一方通行ではないコミュニケーションを図っていただきたいと思います。

人工内耳の装用直後に職場の人が仕事の確認のために私に話しかけてくれた際、両者確認を重ねた会話を繰り返すことで、一度は補聴器の装用効果がないと言われた自分が人工内耳を使って会話をしながら内容を理解していることが、とてつもなく嬉しかった記憶があります。難聴者とその会話の相手が会話を成立させる成功体験を重ねることは、難聴者にとってそのまま聞き取り力の自信につながり、〝もっと知りたいから聞いてみよう！〟と思えるようになります。その結果、お互いの信頼関係も築けるという好循環になると思います。

補聴器や人工内耳のテクノロジーの進歩は目覚ましく、難聴者でも聞こえている可能性は高まりますが、一方で難聴が治ったわけではありません。音情報を聞きこぼしている可能性も高いのです。聞こえている可能性と、聞きこぼしている可能性、この両者を確認するのもまた、会話の中で「確認」を重ねることが重要となります。会話の中での「確認」の積み重ねは難聴者に限ったものではなく、健聴者同士でも「確認」のための会話スキルが向上するとコミュニケーションに対するストレスが少なくなるのではないか、と最近感じています。

耳の機能は聞くためだけにあるのではなく、人とのかかわりを深めていくため、相手の考えや想いを知るためにあります。それをもとにして、仕事に従事し社会に認められたり、さまざまな目的で会話が行われていたりすることを、難聴者も健聴者も今一度気づいてほしいと思っています。そして、難聴者でも健聴者でも会話力のある人が多くなることを願い、そのために自分の立場でできることで最善を尽くしたいと思っています。

「Nursing Today ブックレット」の発刊にあたって

日々膨大な量の情報に曝されている私たちにとって、一体何が重要でどれが正しく適切なのかを見極めることがますます難しくなってきています。

そこで弊社では、看護やケアをめぐりいま社会で何が起きつつあるのか、各編集者のさまざまな問題意識(＝テーマ)を幅広くかつ簡潔に発信していく新しい媒体、「Nursing Today ブックレット」を企画しました。

あえてウェブでもなく、雑誌でもなく、ワンテーマだけの解説を小冊子にまとめる手段を通して、医療と社会の間に広がる多様な課題について読者の皆さまと情報を共有し、ともに考えていくための新たな視点を提案していきます。　(二〇一九年六月)

●

本書についてのご意見・ご感想、著者へのメッセージ、「Nursing Today ブックレット」で取り上げてほしいテーマなどを編集部までお寄せください。http://jnapcdc.com/BLT/m/

Nursing Today ブックレット・04

「聞《き》こえにくい」をほっとかない
——Check《チェック》 your《ユア》 hearing《ヒアリング》!

二〇二〇年六月六日　第一版第一刷発行　〈検印省略〉

六月六日は「補聴器の日」です。

編　者　小《お》川《がわ》郁《かおる》

発　行　株式会社 日本看護協会出版会
〒一五〇-〇〇〇一
東京都渋谷区神宮前五-八-二 日本看護協会ビル四階
〈注文・問合せ/書店窓口〉
電　話:〇四三六-二三-三二七一
FAX:〇四三六-二三-三二七二
〈編集〉電　話:〇三-五三一九-七一七一
〈ウェブサイト〉https://www.jnapc.co.jp

デザイン　「Nursing Today ブックレット」編集部

印　刷　日本ハイコム株式会社

©2020 Printed in Japan　ISBN978-4-8180-2263-8

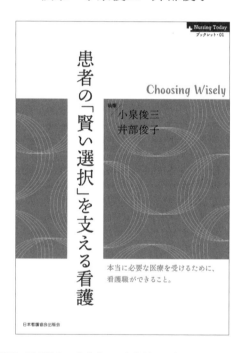

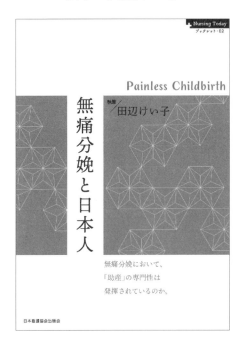